ASILE PUBLIC D'ALIÉNÉS

DE MONTDEVERGUES

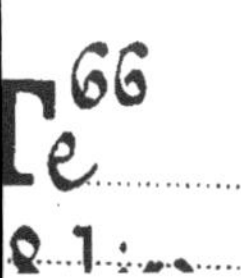

RAPPORT MÉDICAL

DE 1913

NANCY

IMPRIMERIE BERGER-LEVRAULT

18, RUE DES GLACIS, 18

1914

ASILE PUBLIC D'ALIÉNÉS
DE MONTDEVERGUES

RAPPORT MÉDICAL

DE 1913

NANCY

IMPRIMERIE BERGER-LEVRAULT

18, RUE DES GLACIS, 18

—

1914

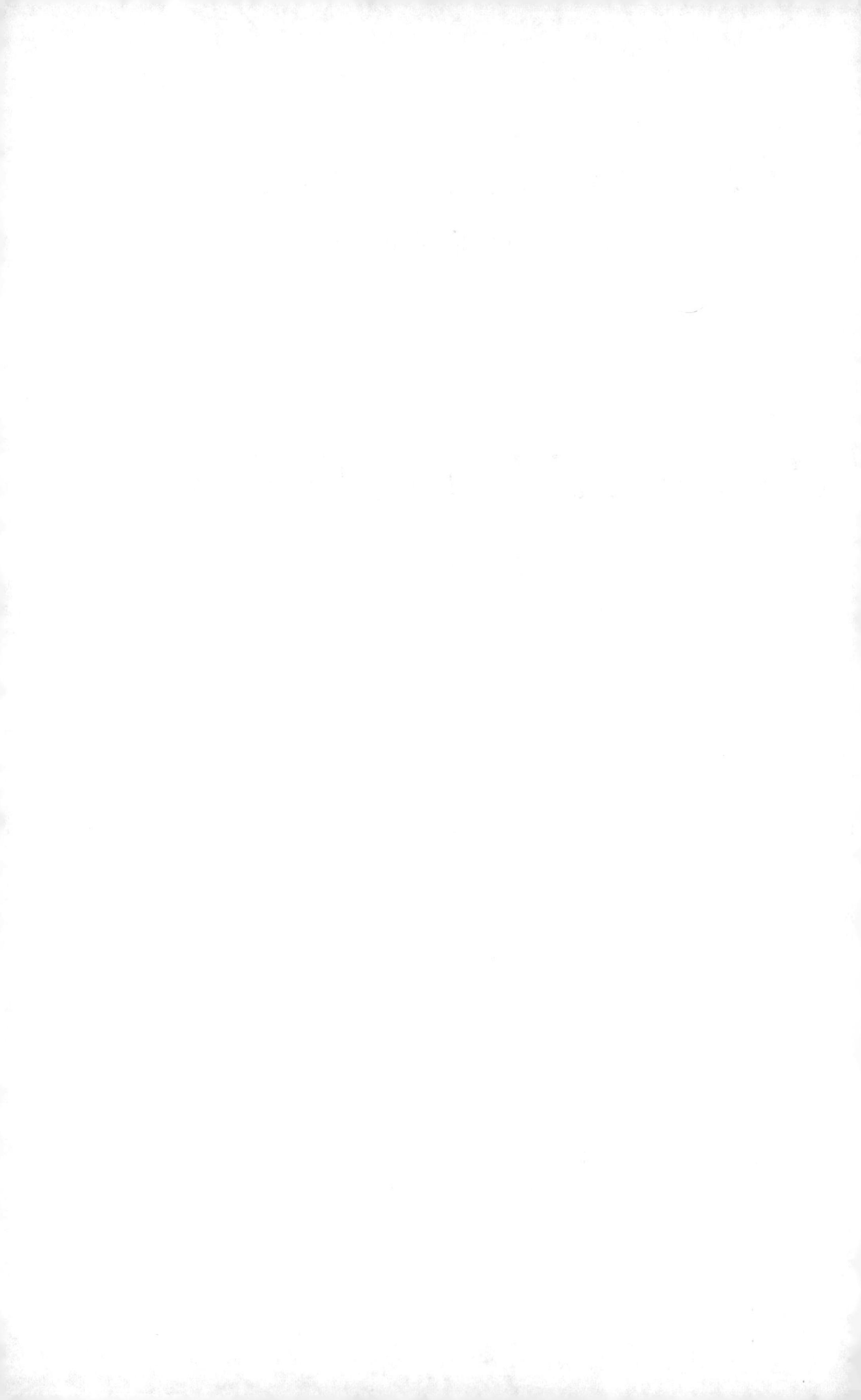

ASILE PUBLIC D'ALIÉNÉS DE MONTDEVERGUES

RAPPORT MÉDICAL DE 1913

Monsieur le Préfet,

J'ai l'honneur de vous présenter le compte rendu du service médical de l'asile de Montdevergues pour l'année 1913.

Ce compte rendu comprend cinq chapitres :

Chapitre   I. — *Mouvement de la population.*

Chapitre II. — *Admissions.*

Chapitre III. — *Sorties.*

Chapitre IV. — *Décès.*

Chapitre V. — *Maladies incidentes.*

TABLEAU

I — MOUVEMENT DE LA POPULATION EN 1913

	FOLIE simple		ALCOO-LISME		FOLIE paralytique		DÉMENCE		DÉMENCE sénile		HYSTÉRIE		ÉPILEPSIE		IDIOTIE		TOTAL		DEUX SEXES
	H	F	H	F	H	F	H	F	H	F	H	F	H	F	H	F	H	F	
Aliénés existant au 1er janvier 1913	448	579	54	44	29	5	58	47	9	14	2	10	43	50	75	46	718	795	1.513
Admis dans le courant de l'année	82	133	12	2	18	3	7	18	7	10	»	1	6	6	6	2	138	175	313
Total des traités. . .	530	712	66	46	47	8	65	65	16	24	2	11	49	56	81	48	856	970	1.826
Aliénés sortis dans le courant de l'année . .	46	82	11	2	2	»	3	4	»	1	»	3	2	2	»	1	64	95	159
Aliénés décédés dans le courant de l'année . .	27	49	5	1	15	4	3	5	5	3	»	»	5	2	5	2	65	66	131
Total des sorties et des décès	73	131	16	3	17	4	6	9	5	4	»	3	7	4	5	3	129	161	290
Aliénés restant au 31 décembre 1913	457	581	50	43	30	4	59	56	11	20	2	8	42	52	76	45	727	809	1.536

Mouvement de la population pendant la période décennale de 1904 à 1913

	EXISTANT au 1er janvier		ADMIS dans l'année		POPULATION totale traitée		SORTIS dans l'année		DÉCÉDÉS dans l'année		TOTAL des sortis et des décès		EXISTANT au 31 décembre		DEUX SEXES
	H	F	H	F	H	F	H	F	H	F	H	F	H	F	
1904 . .	754	792	170	161	924	953	83	103	116	68	199	171	725	782	1.507
1905 . .	725	782	182	179	907	961	91	104	78	79	169	173	738	788	1.526
1906 . .	738	788	200	144	938	932	98	87	108	71	206	158	732	774	1.506
1907 . .	732	774	164	153	897	827	90	75	88	86	178	161	718	766	1.484
1908 . .	718	766	219	195	937	961	95	92	141	77	236	169	701	792	1.493
1909 . .	701	792	190	175	891	967	96	84	103	98	199	182	692	785	1.477
1910 . .	692	785	140	138	832	923	77	79	68	78	145	157	687	766	1.453
1911 . .	687	766	135	155	822	921	68	61	59	62	127	123	695	798	1.493
1912 . .	695	798	147	144	842	942	56	69	68	78	124	147	718	795	1.513
1913 . .	718	793	138	175	856	970	64	95	65	66	129	161	727	809	1.536

Aliénés existants par département.

| | RÉGIME commun | | PLACEMENTS VOLONTAIRES | | | | | | | | | | TOTAL général | | DEUX sexes |
| | | | 1re classe | | 2e classe | | 3e classe | | 4e classe | | TOTAL | | | | |
	H	F	H	F	H	F	H	F	H	F	H	F	H	F	
Vaucluse	201	257	2	»	4	5	6	15	31	19	43	39	244	296	540
Gard	295	297	»	1	2	6	4	6	18	16	24	29	319	326	645
Basses-Alpes	67	73	»	»	»	1	»	1	1	1	1	3	68	76	144
Hautes-Alpes	53	70	»	»	»	»	»	»	1	1	1	1	54	71	125
Drôme . . . :	»	2	»	»	3	1	1	3	8	6	12	10	12	12	24
Seine.	3	1	1	»	1	1	»	»	»	»	2	1	5	2	7
Divers	9	3	»	1	2	5	7	8	7	9	16	23	25	26	51
Totaux	628	703	3	2	12	19	18	33	66	52	99	106	727	809	1.536

II — ADMISSIONS

	FOLIE simple		ALCOO-LISME		FOLIE paralytique		DÉMENCE		DÉMENCE sénile		HYSTÉRIE		ÉPILEPSIE		IDIOTIE		TOTAL		DEUX SEXES
	H	F	H	F	H	F	H	F	H	F	H	F	H	F	H	F	H	F	
Admis pour la 1re fois .	62	104	8	2	18	3	6	12	7	10	»	1	5	5	6	2	112	140	252
Admis par rechute . . .	13	18	4	»	»	»	1	3	»	»	»	»	»	»	»	»	18	21	39
Admis par réintégration.	4	6	»	»	»	»	»	2	»	»	»	»	»	»	»	»	4	8	12
Admis par transfèrement	3	5	»	»	»	»	»	1	»	»	»	»	1	1	»	»	4	6	10
Totaux. . . .	82	133	12	2	18	3	7	18	7	10	»	1	6	6	6	2	138	175	313

Il y a eu, en 1913, 22 admissions de plus que l'année précédente. Nous allons voir au tableau suivant que c'est le nombre des pensionnaires volontaires qui a augmenté.

Malades admis d'office et volontairement

	H	F	TOTAL	
Admis d'office.	107	131	238	Deux sexes
Admis volontairement. . .	31	44	75	313
Totaux. . . .	138	175	313	

Tableau

Causes prédisposantes

	FOLIE simple		ALCOO-LISME		FOLIE paralytique		DÉMENCE		DÉMENCE sénile		HYSTÉRIE		ÉPILEPSIE		IDIOTIE		TOTAL		DEUX sexes
	H	F	H	F	H	F	H	F	H	F	H	F	H	F	H	F	H	F	
Père aliéné.	1	1	»	»	»	»	»	»	»	»	»	»	»	»	»	»	1	1	2
Mère aliénée.	2	4	»	»	»	»	»	1	1	»	»	»	»	»	»	»	3	5	8
Grand-père aliéné . . .	»	»	»	»	»	»	»	»	»	»	»	»	»	»	»	»	»	»	»
Grand'mère aliénée. . .	»	»	»	»	»	»	»	»	»	»	»	»	»	»	»	»	»	»	»
Père alcoolique.	2	»	»	»	»	»	»	»	»	»	»	»	»	»	»	»	2	»	2
Oncle ou tante aliéné. .	1	2	»	»	»	»	»	1	»	»	»	»	»	»	»	»	1	3	4
Cousin ou cousine aliéné.	3	2	»	»	1	»	»	»	»	»	»	»	»	»	»	»	4	2	6
Frère ou sœur aliéné. .	»	7	»	»	»	»	»	1	»	»	»	»	»	»	»	»	»	8	8
Parents névropathes ou déséquilibrés.	»	4	»	»	»	»	»	»	»	1	»	»	»	»	1	»	1	5	6
Hérédité multiple. . . .	2	»	»	»	»	»	»	»	»	»	»	»	»	»	»	»	2	»	2
Parents non aliénés. . .	25	44	8	1	7	1	4	5	4	2	»	1	2	2	1	»	51	56	107
Pas de renseignements.	46	69	4	1	10	2	3	10	2	7	»	»	4	4	4	2	73	95	168
Totaux . . .	82	133	12	2	18	3	7	18	7	10	»	1	6	6	6	2	138	175	313

Causes déterminantes.

	FOLIE simple		ALCOO-LISME		FOLIE paralytique		DÉMENCE		DÉMENCE sénile		HYSTÉRIE		ÉPILEPSIE		IDIOTIE		TOTAL		DEUX SEXES
	H	F	H	F	H	F	H	F	H	F	H	F	H	F	H	F	H	F	
Progrès de l'âge.	»	»	»	»	»	»	»	»	7	10	»	»	»	»	»	»	7	10	17
Excès vénériens. Onanisme.	2	»	»	»	»	»	»	»	»	»	»	»	»	»	»	»	2	»	2
Excès alcooliques.	»	»	12	2	»	»	»	»	»	»	»	»	»	»	»	»	12	2	14
Vice congénital. Arrêt de développement	»	»	»	»	»	»	»	1	»	»	»	»	»	»	»	»	»	1	1
Crises convulsives ou autres	»	»	»	»	»	»	»	»	»	»	»	»	6	6	»	»	6	6	12
Maladies antérieures.	14	23	»	»	»	»	1	6	»	»	»	»	»	»	»	»	15	29	44
Excès de travail intellectuel	2	1	»	»	»	»	»	»	»	»	»	»	»	»	»	»	2	1	3
Contrariétés. Chagrins.	7	14	»	»	2	»	»	»	»	»	»	»	»	»	»	»	9	14	23
Perte d'une personne chère	2	3	»	»	»	»	»	»	»	»	»	»	»	»	»	»	2	3	5
Colère. Discussion violente	»	»	»	»	1	»	»	»	»	»	»	»	»	»	»	»	1	»	1
Frayeur. Émotion. Saisissement	1	4	»	»	»	»	1	1	»	»	»	»	»	»	»	»	2	5	7
Fatigue. Excès de travail intellectuel	»	2	»	»	»	»	»	»	»	»	»	»	»	»	»	»	»	2	2
Privations. Dénûment. Misère.	»	»	»	»	»	»	»	1	»	»	»	»	»	»	»	»	»	1	1
Déception. Mariage manqué	»	»	»	»	»	»	»	»	»	»	»	1	»	»	»	»	»	1	1
Autres causes.	54	86	»	»	15	3	5	9	»	»	»	»	»	»	6	2	80	100	180
Totaux.	82	133	12	2	18	3	7	18	7	10	»	1	6	6	6	2	138	175	313

Chaque année, nous déplorons la privation trop fré-
quente de renseignements concernant les aliénés indi-
gents, ce qui tient au mode de leur recrutement, lequel
ne permet pas le contact du médecin avec les familles.

TABLEAU

Age au moment de l'admission

	FOLIE simple		ALCOO-LISME		FOLIE paralytique		DÉMENCE		DÉMENCE sénile		HYSTÉRIE		ÉPILEPSIE		IDIOTIE		TOTAL		DEUX SEXES
	H	F	H	F	H	F	H	F	H	F	H	F	H	F	H	F	H	F	
De 15 à 20 ans	3	5	»	»	»	»	2	1	»	»	»	»	1	3	3	»	9	9	18
20 à 30 ans	22	25	1	1	1	»	1	4	»	»	»	1	1	2	2	»	28	33	61
30 à 40 ans	22	36	5	1	6	1	1	3	»	»	»	»	1	»	1	1	36	42	78
40 à 50 ans	13	28	4	»	3	1	»	4	»	»	»	»	»	1	»	»	20	34	54
50 à 60 ans	8	22	2	»	5	»	1	3	»	1	»	»	1	»	»	»	17	26	43
60 à 70 ans	11	3	»	»	»	»	»	2	1	5	»	»	»	»	»	»	12	10	22
70 à 80 ans	1	»	»	»	»	»	»	»	2	2	»	»	»	»	»	»	3	2	5
De 80 et au-dessus	»	»	»	»	»	»	»	»	2	1	»	»	»	»	»	»	2	1	3
Age inconnu	2	14	»	»	3	1	2	1	2	1	»	»	2	»	»	1	11	18	29
Totaux	82	133	12	2	18	3	7	18	7	10	»	1	6	6	6	2	138	175	313

Époque des admissions

	H	F	Total		H	F	Total	
				Report . . .	77	98	175	
Janvier . . .	11	23	34	Juillet . . .	10	16	26	Deux
Février . . .	12	18	30	Août	13	18	31	
Mars	8	6	14	Septembre .	10	11	21	sexes
Avril	16	21	37	Octobre. . .	8	10	18	
Mai.	13	12	25	Novembre. .	8	14	22	313
Juin	17	18	35	Décembre. .	12	8	20	
A reporter.	77	98	175	Totaux . .	138	175	313	

État civil au moment de l'admission.

	FOLIE simple		ALCOO- LISME		FOLIE paralytique		DÉMENCE		DÉMENCE sénile		HYSTÉRIE		ÉPILEPSIE		IDIOTIE		TOTAL		DEUX SEXES
	H	F	H	F	H	F	H	F	H	F	H	F	H	F	H	F	H	F	
Célibataires.	41	39	7	»	2	»	4	11	1	»	»	1	2	4	6	2	63	57	120
Mariés	18	70	4	1	14	3	»	4	»	2	»	»	2	»	»	»	38	80	118
Veufs ou veuves	8	20	»	1	»	»	»	3	3	8	»	»	»	»	»	»	11	33	44
Divorcés	1	2	»	»	»	»	»	»	1	»	»	»	»	1	»	»	2	3	5
État civil inconnu . . .	14	2	1	»	2	»	3	»	2	»	»	»	2	1	»	»	24	2	26
Totaux. . .	82	133	12	2	18	3	7	18	7	10	»	1	6	6	6	2	138	175	313

On remarquera que les célibataires forment la majorité des entrants. Or, entre 3o et 5o ans, c'est-à-dire dans la période la plus favorable à l'éclosion de la folie, on compte beaucoup plus d'hommes mariés que de célibataires. Serait-ce donc que le célibat favorise la folie ? Cela n'est pas exact ; mais on peut dire que souvent les causes mêmes qui déterminent le célibat déterminent aussi la folie.

Tableau

Durée de la maladie chez les malades admis pour la première fois

	FOLIE simple		ALCOO-LISME		FOLIE paralytique		DÉMENCE		DÉMENCE sénile		HYSTÉRIE		ÉPILEPSIE		IDIOTIE		TOTAL		DEUX SEXES
	H	F	H	F	H	F	H	F	H	F	H	F	H	F	H	F	H	F	
Au-dessous d'un mois .	3	8	»	»	»	»	»	»	»	»	»	»	»	»	»	»	3	8	11
1 à 3 mois.	5	9	»	»	»	»	1	1	»	1	»	1	1	»	»	»	7	12	19
3 à 6 mois.	2	5	»	»	»	»	»	»	»	»	»	»	»	»	»	»	2	5	7
6 mois à 1 an	»	3	»	»	2	»	1	»	»	»	»	»	»	»	»	»	3	3	6
1 à 2 ans	1	6	»	»	»	1	»	»	»	»	»	»	»	»	»	»	1	7	8
2 ans et au-dessus. . .	1	2	»	»	4	»	»	»	1	»	»	»	»	1	»	»	6	3	9
Congénitale	»	»	»	»	»	»	»	1	»	»	»	»	»	»	»	»	»	1	1
Époque indéterminée ou inconnue	53	74	8	2	12	2	4	11	6	9	»	»	5	5	6	2	94	105	199
Totaux . . .	65	107	8	2	18	3	6	13	7	10	»	1	6	6	6	2	116	144	260

Profession des malades admis.

	FOLIE simple		ALCOOLISME		FOLIE paralytique		DÉMENCE		DÉMENCE sénile		HYSTÉRIE		ÉPILEPSIE		IDIOTIE		TOTAL		DEUX SEXES
	H	F	H	F	H	F	H	F	H	F	H	F	H	F	H	F	H	F	
Rentiers ou propriétaires	4	1	1	»	»	»	»	»	1	»	»	»	»	»	»	»	6	1	7
Industrielles ou commerciales	2	3	1	1	2	»	»	»	»	»	»	»	»	»	»	»	5	4	9
Manuelles ou mécaniques	15	13	2	»	5	»	1	»	»	»	»	»	»	»	»	»	23	13	36
Agricoles.	30	»	2	»	2	»	2	»	1	»	»	»	2	»	3	»	42	»	42
Religieux ou religieuses	2	»	»	»	»	»	»	»	»	»	»	»	»	»	»	»	2	»	2
Gens à gages.	6	7	1	»	1	1	1	1	2	2	»	»	»	»	1	»	12	11	23
Fille publique	»	1	»	»	»	»	»	»	»	»	»	»	»	»	»	»	»	1	1
Autres professions . . .	8	2	»	»	3	»	»	»	»	»	»	1	»	»	»	»	11	3	14
Sans profession.	6	71	3	1	4	1	1	11	1	5	»	»	3	4	2	»	20	93	113
Professions inconnues .	9	35	2	»	1	1	2	6	2	3	»	»	1	2	»	2	17	49	66
Totaux	82	133	5	2	18	3	7	18	7	10	»	1	6	6	6	2	138	175	313

Origine des malades admis

	FOLIE simple		ALCOO-LISME		FOLIE paralytique		DÉMENCE		DÉMENCE sénile		HYSTÉRIE		ÉPILEPSIE		IDIOTIE		TOTAL		DEUX SEXES
	H	F	H	F	H	F	H	F	H	F	H	F	H	F	H	F	H	F	
Originaires des villes. .	30	80	8	2	14	3	2	6	4	7	»	1	3	3	3	»	64	102	166
Originaires des campa-gnes	52	53	4	»	4	»	5	12	3	3	»	»	3	3	3	2	74	73	147
Étrangers	»	»	»	»	»	»	»	»	»	»	»	»	»	»	»	»	»	»	»
Totaux.	82	133	12	2	18	3	7	18	7	10	»	1	6	6	6	2	138	175	313

Malades admis par départements

	FOLIE simple		ALCOO-LISME		FOLIE paralytique		DÉMENCE		DÉMENCE sénile		HYSTÉRIE		ÉPILEPSIE		IDIOTIE		TOTAL		DEUX SEXES
	H	F	H	F	H	F	H	F	H	F	H	F	H	F	H	F	H	F	
Vaucluse.	30	55	3	1	7	»	2	7	4	6	»	»	2	2	1	»	49	71	120
Gard.	38	52	7	»	9	2	3	8	1	3	»	1	2	1	4	»	64	67	131
Basses-Alpes.	8	13	1	»	»	1	1	3	»	1	»	»	»	»	»	1	10	19	29
Hautes-Alpes.	3	6	1	1	»	»	»	»	1	»	»	»	2	2	1	1	8	10	18
Drôme.	2	3	»	»	»	»	»	»	1	»	»	»	»	1	»	»	3	4	7
Seine	»	1	»	»	»	»	»	»	»	»	»	»	»	»	»	»	»	1	1
Divers	1	3	»	»	2	»	1	»	»	»	»	»	»	»	»	»	4	3	7
Totaux	82	133	12	2	18	3	7	18	7	10	»	1	6	6	6	2	138	175	313

III — SORTIES

	FOLIE simple		ALCOO-LISME		FOLIE paralytique		DÉMENCE		DÉMENCE sénile		HYSTÉRIE		ÉPILEPSIE		IDIOTIE		TOTAL		DEUX SEXES
	H	F	H	F	H	F	H	F	H	F	H	F	H	F	H	F	H	F	
Sorties par guérison . .	24	37	6	1	1	»	2	2	»	»	»	1	»	1	»	1	33	43	76
Sorties par amélioration	14	39	3	1	1	»	1	1	»	1	»	2	1	»	»	»	20	44	64
Sorties par évasion. . .	2	»	»	»	»	»	»	»	»	»	»	»	»	»	»	»	2	»	2
Sorties par transfère-ment.	5	3	1	»	»	»	»	1	»	»	»	»	»	1	»	»	6	5	11
Sorties par autres causes	1	3	1	»	»	»	»	»	»	»	»	»	1	»	»	»	3	3	6
Totaux. . . .	46	82	11	2	2	»	3	4	»	1	»	3	2	2	»	1	64	55	159

Nous avons eu, en 1913, 31 sorties de bon aloi de plus qu'en 1912. Par sorties de bon aloi, nous entendons les sorties pour guérison ou par amélioration.

TABLEAU

Age des malades guéris

	FOLIE simple		ALCOO-LISME		FOLIE paralytique		DÉMENCE		DÉMENCE sénile		HYSTÉRIE		ÉPILEPSIE		IDIOTIE		TOTAL		DEUX SEXES
	H	F	H	F	H	F	H	F	H	F	H	F	H	F	H	F	H	F	
Au-dessous de 20 ans. .	2	3	»	»	»	»	»	»	»	»	»	»	»	»	»	»	2	3	5
20 à 30 ans	7	8	»	»	»	»	1	1	»	»	»	»	»	1	»	»	8	10	18
30 à 40 —	7	6	3	»	»	»	»	»	»	»	»	1	»	»	»	1	10	8	18
40 à 50 —	3	9	1	1	»	»	»	»	»	»	»	»	»	»	»	»	4	10	14
50 à 60 —	2	8	2	»	1	»	1	»	»	»	»	»	»	»	»	»	6	8	14
60 à 70 —	3	1	»	»	»	»	»	1	»	»	»	»	»	»	»	»	3	2	5
70 et au-dessus	»	»	»	»	»	»	»	»	»	»	»	»	»	»	»	»	»	»	»
Age inconnu	»	2	»	»	»	»	»	»	»	»	»	»	»	»	»	»	»	»	2
Totaux . . .	24	37	6	1	1	»	2	2	»	»	»	1	»	1	»	1	33	43	76

Durée du traitement des aliénés guéris

	FOLIE simple		ALCOO-LISME		FOLIE paralytique		DÉMENCE		DÉMENCE sénile		HYSTÉRIE		ÉPILEPSIE		IDIOTIE		TOTAL		DEUX SEXES
	H	F	H	F	H	F	H	F	H	F	H	F	H	F	H	F	H	F	
1 mois et au-dessous . .	»	2	»	»	»	»	»	»	»	»	»	»	»	»	»	»	»	2	2
1 — à 2 mois.	2	5	1	»	»	»	»	»	»	»	»	»	»	»	»	»	3	5	8
2 — à 3 —	3	4	2	»	»	»	1	»	»	»	»	»	»	»	»	»	6	4	10
3 — à 6 —	5	11	1	»	»	»	1	1	»	»	»	1	»	»	»	1	7	14	21
6 — à 9 —	4	6	»	»	»	»	»	»	»	»	»	»	»	»	»	»	4	6	10
9 — à 1 an.	3	3	1	»	1	»	»	1	»	»	»	»	»	»	»	»	5	4	9
1 an à 2 ans	5	»	1	»	»	»	»	»	»	»	»	»	»	1	»	»	6	1	7
2 ans à 5 —	1	4	»	1	»	»	»	»	»	»	»	»	»	»	»	»	1	5	6
5 — et au-dessus . . .	1	2	»	»	»	»	»	»	»	»	»	»	»	»	»	»	1	2	3
TOTAUX.	24	37	6	1	1	»	2	»	»	»	»	1	»	1	»	1	33	43	76

Le présent tableau démontre que les guérisons s'ob-
tiennent surtout dans la première année du traitement.

Les familles sont donc intéressées à faire interner leurs
malades au plus tôt,

Époque des guérisons

	H	F	Total	Deux sexes
Janvier	3	3	6	
Février	5	7	12	
Mars.	3	»	3	
Avril.	4	6	10	
Mai	1	3	4	Deux sexes
Juin.	1	4	5	76
Juillet	4	4	8	
Août.	3	4	7	
Septembre.	3	2	5	
Octobre	»	1	1	
Novembre.	2	5	7	
Décembre.	4	4	8	
Totaux	33	43	76	

IV. — DÉCÈS

	FOLIE simple		ALCOO-LISME		FOLIE paralytique		DÉMENCE		DÉMENCE sénile		HYSTÉRIE		ÉPILEPSIE		IDIOTIE		TOTAL		DEUX SEXES
	H	F	H	F	H	F	H	F	H	F	H	F	H	F	H	F	H	F	
Décédés par maladie . .	27	48	5	1	15	4	3	5	5	3	»	»	5	2	5	2	65	65	130
— par accident . .	»	»	»	»	»	»	»	»	»	»	»	»	»	»	»	»	»	»	»
— par suicide . . .	»	1	»	»	»	»	»	»	»	»	»	»	»	»	»	»	»	1	1
Totaux . . .	27	49	5	1	15	4	3	5	5	3,	»	»	5	2	5	2	65	66	131

Nous écrivions l'année passée à cette place : « Pour une population de 1.784 malades traités en 1912, il a été enregistré 146 décès, ce qui établit une mortalité de 18 °/₀. »

Nous écrivons aujourd'hui : Pour une population de 1.826 malades traités en 1913, il a été enregistré 131 décès, ce qui établit une mortalité de 7,17 °/₀, sensiblement inférieure à celle de l'année passée, reconnue elle-même bien inférieure à la mortalité moyenne des autres asiles (12 °/₀). Ceci est le meilleur de notre présent rapport.

Tableau

Age des malades décédés.

	FOLIE simple		ALCOOLISME		FOLIE paralytique		DÉMENCE		DÉMENCE sénile		HYSTÉRIE		ÉPILEPSIE		IDIOTIE		TOTAL		DEUX SEXES
	H	F	H	F	H	F	H	F	H	F	H	F	H	F	H	F	H	F	
Au-dessous de 20 ans. .	»	»	»	»	»	»	»	»	»	»	»	»	»	»	»	»	»	»	»
20 à 30 ans.	1	»	»	»	»	»	»	»	»	»	»	»	1	»	»	»	2	1	3
30 à 40 ans.	5	7	»	»	5	»	1	»	»	»	»	»	2	1	3	»	16	18	24
40 à 50 ans.	7	9	1	»	5	2	»	»	»	»	»	»	1	»	1	2	15	13	28
50 à 60 ans.	5	11	2	1	4	1	1	3	2	»	»	»	1	1	»	»	15	17	32
60 à 70 ans.	5	17	»	»	»	»	»	1	2	2	»	»	»	»	»	»	7	20	27
70 à 80 ans.	3	3	2	»	»	»	»	»	1	1	»	»	»	»	»	»	6	4	10
80 et au-dessus. . .	»	1	»	»	»	»	1	»	»	»	»	»	»	»	»	»	1	1	2
Age inconnu	1	1	»	»	1	1	»	»	»	»	»	»	»	»	1	»	3	2	5
Totaux . . .	27	49	5	1	15	4	3	5	5	3	»	»	5	2	5	2	65	66	131

Durée de séjour des aliénés décédés.

	FOLIE simple		ALCOO-LISME		FOLIE paralytique		DÉMENCE		DÉMENCE sénile		HYSTÉRIE		ÉPILEPSIE		IDIOTIE		TOTAL		DEUX SEXES
	H	F	H	F	H	F	H	F	H	F	H	F	H	F	H	F	H	F	
Au-dessous de 8 jours. .	1	2	»	»	2	»	»	»	»	»	»	»	»	»	»	»	3	2	5
De 8 à 15 jours.	1	»	»	»	»	»	»	»	1	»	»	»	»	»	»	»	2	»	2
— 15 jours à 1 mois. .	»	»	»	»	»	»	»	»	»	1	»	»	»	»	»	»	»	1	1
— 1 mois à 3 mois. . .	3	5	»	»	3	»	»	»	1	1	»	»	1	»	»	1	8	7	15
— 3 — à 6 — . . .	2	3	»	»	2	2	»	1	»	1	»	»	1	»	1	»	6	7	13
— 6 — à 1 an. . . .	»	1	»	1	4	1	»	1	1	»	»	»	1	»	1	»	7	4	11
— 1 an à 2 ans. . . .	2	2	»	»	3	»	»	1	1	»	»	»	1	»	2	»	9	3	12
— 2 — à 5 — . . .	9	9	»	»	1	1	1	»	1	»	»	»	»	»	»	1	12	11	23
— 5 — à 10 — . . .	»	6	»	»	»	»	1	1	»	»	»	»	»	»	1	»	2	7	9
— 10 — à 20 — . . .	6	8	4	»	»	»	»	»	»	»	»	»	»	1	»	»	10	9	19
— 20 — et au-dessus. .	3	13	1	»	»	»	1	1	»	»	»	»	1	1	1	»	6	15	21
Totaux.	27	49	5	1	1	4	3	5	5	3	»	»	5	2	5	2	65	66	131

Époque des décès.

	H	F	TOTAL	
Janvier	6	2	8	
Février	6	7	13	
Mars	4	7	11	
Avril	10	5	15	
Mai	2	8	10	
Juin	4	8	12	
Juillet	4	1	5	DEUX SEXES
Août	7	1	8	131
Septembre	3	5	8	
Octobre	5	7	12	
Novembre	6	12	18	
Décembre	8	3	11	
TOTAUX . . .	65	66	131	

Causes des décès.

	H	F	TOTAL
Hémorragie cérébrale	2	4	6
Ramollissement cérébral	1	»	1
Paralysie générale	18	2	20
Cachexie	»	3	3
— nerveuse	1	4	5
— sénile	2	2	4
Ictus apoplectique	3	3	6
— épileptique	4	3	7
Asystolie	1	»	1
Cardiopathie	1	5	6
Pneumonie	2	2	4
Congestion pulmonaire	1	8	9
— cérébrale	2	»	2
Tuberculose pulmonaire	9	5	14
Pleurésie	1	»	1
Marasme	»	1	1
— nerveux	2	2	4
— sénile	4	4	8
Péritonite	1	1	2
Apoplexie cérébrale	3	1	4
Entérite chronique	»	6	6
Gastro-entérite	»	1	1
Néphrite	1	»	1
Ictère grave	»	1	1
Granulie	1	»	1
Angiocholite	2	»	2
Septicémie	»	1	1
Collapsus	»	1	1
Néoplasme intestinal	»	1	1
— du rectûm	1		1
Ulcère de l'estomac	1	1	2
Cancer de l'estomac	»	1	1
— du foie	1	»	1
— de l'œsophage	»	1	1
— du rectum	»	1	1
Submersion (suicide)	»	1	1
TOTAUX	65	66	131

Maladies incidentes médicales.

DÉSIGNATIONS DES MALADIES	H	F	TOTAL
Affaiblissement général	8	23	31
Anémie	»	1	1
Angine	»	1	1
Angiocholite	2	»	2
Artério-sclérose	1	»	1
Asthme	»	2	2
Bronchite aiguë	8	10	18
Cardiopathie	8	7	15
Congestion cérébrale	2	»	2
— pulmonaire	6	14	20
Collapsus	»	1	1
Courbature fébrile	3	3	6
Délire aigu	1	»	1
Diarrhée	23	14	37
Dysenterie	1	4	5
Embarras gastrique	10	13	23
Embolie	»	2	2
Emphysème pulmonaire	1	»	1
Entérite	8	17	25
Endocardite	1	5	6
Erysipèle	3	3	6
État de mal épileptique	8	»	8
Fièvre typhoïde	»	3	3
Furonculose	2	»	2
Gastrite	3	1	4
Grippe	2	2	4
Hématurie	2	»	2
Hémorragie cérébrale	3	4	7
Ictère	1	1	2
Ictus apoplectique	3	3	6
— épileptique	4	3	7
Indigestion	2	1	3
Intertrigo	4	»	4
Néphrite chronique	3	1	4
Œdème des membres inférieurs	5	15	20
Paralysie faciale	1	»	1
Péritonite	1	1	2
Pleurésie	2	1	3
— hémorragique	»	1	1
Pneumonie	3	5	8
Septicémie	3	3	6
Rhumatisme articulaire	»	1	1
Sciatique	2	»	2
Sitiophobie	17	19	36
Tuberculose pulmonaire	8	11	19
Zona	»	3	3

Maladies incidentes chirurgicales.

DÉSIGNATIONS DES MALADIES	H	F	TOTAL
Abcès chaud	2	1	3
— creux ischio-rectal	2	»	2
Anthrax	1	»	1
Brûlure	2	1	3
Contusion	4	»	4
Entorse	2	2	4
Epistaxis	»	1	1
Fistule anus	2	»	2
Fistule tuberculeuse du genou	1	»	1
Fracture des côtes	1	»	1
— de l'humérus	1	»	1
— du radius	»	1	1
— du fémur	»	1	1
— du tibia	1	»	1
— du péroné	»	1	1
Gangrène sénile	»	1	1
Grossesse et accouchement	»	1	1
Hémorroïdes	4	»	4
Hernie	1	»	1
— Engouement	7	»	7
Hydarthrose du genou	»	2	2
Infection puerpérale	»	1	1
Luxation du genou	1	»	1
Lymphangite	1	»	1
Occlusion intestinale	1	»	1
Otite moyenne	1	»	1
Ostéo-arthrite tuberculeuse	2	»	2
Prolapsus du rectum	»	1	1
Plaies superficielles	7	»	7
Rétrécissement de l'œsophage	»	1	1
— de l'urèthre	2	»	2
Rupture de l'urèthre	2	»	2
Tumeurs cutanées	»	1	1
— de l'estomac	»	2	2
— de l'œsophage	1	»	1
— de l'ovaire	»	1	1
— du rectum	1	1	2
— du sein	»	1	1
— de l'utérus	»	1	1
Ulcération du pied	1	»	1
Ulcère de l'estomac	1	1	2
— variqueux	2	»	2

Si l'on examine avec quelque attention cette liste des maladies accidentelles on remarquera qu'il y figure un bon nombre de maladies diverses, mais que chaque espèce se réduit à quelques unités, inéluctables, exigées, oserons-nous dire, par les fatalités de la statistique. Pas de fléau spécial, pas d'endémie.

Aucune fièvre typhoïde cette année ; cinq cas seulement de dysenterie, beaucoup plus nombreuse autrefois.

En résumé, diminution marquée de la morbidité et de la mortalité.

Nous devons certainement ces résultats à la mise en pratique obstinée des mesures hygiéniques grandes et petites, ces dernières n'étant petites qu'en apparence et ayant le plus souvent une grande valeur prophylactique.

Diverses améliorations sont à apporter au service médical. Mais comme nous savons qu'elles sont déjà inscrites dans le programme de notre nouveau et dévoué directeur, nous nous contenterons de demander personnellement l'acquisition d'une table chirurgicale réclamée depuis longtemps par le Dr Jacquet, le distingué chirurgien d'Avignon, dont c'est notre devoir de reconnaître les nombreux services qu'il a rendus à l'asile de Montdevergues.

Il s'agit d'une table pour examens, pansements et opérations dont le coût est de 160 francs : nous prions instamment le conseil général de consentir à cette très utile dépense.

Le Médecin en chef,

Dr BROQUÈRE.

www.ingramcontent.com/pod-product-compliance
Lightning Source LLC
Chambersburg PA
CBHW061142050726
47594CB00005B/2285